健康・化学まめ知識シリーズ　2

スキンケアのための科学

著者　寺尾啓二

もくじ

スキンケア製品の有用性……4

1　毛穴から吸収されるスキンケア成分の効能効果……5

2　角質層のケア……10
（1）水分保持機能・バリア機能の維持と改善……10
（2）肌の必要水分量とモイスチャバランス……11
（3）スキンケア化粧品によるモイスチャバランスの維持……12
（4）肌の洗浄による皮膚有害物質の除去と界面活性剤からの肌の
　　　保護……12
（5）洗浄後のアフターケアの必要性……14
（6）角質保湿機能の正常化……15
（7）角質バリア機能の正常化……16

3　表皮のケア―美白作用（黒ずみ毛穴の改善・シミの抑制、減少）……17
　　　真のスーパービタミンE　δ-トコトリエノール……18
　　　唯一の天然由来紫外線吸収剤　フェルラ酸……19
　　　天然型のαリポ酸　R-αリポ酸……20
　　　ビタミンC……20　　　　　アルブチン……21
　　　ビタミンB3……21　　　　　システイン……21
　　　コエンザイムQ10……22　　ローヤルゼリー……22
　■人体とアミノ酸……23
　　　筋肉タンパクに必要なアミノ酸
　　　ケラチンタンパクに必要なアミノ酸
　　　コラーゲンに必要なアミノ酸

4　真皮のケア──開き毛穴の改善・シワ・たるみの改善……24

（1）色白美人のシワたるみの防御方法……25

（2）毛細血管を維持してシワたるみ防御……29

（3）シワたるみを減少させる機能性成分……34

　　コエンザイムQ10とR-αリポ酸による線維芽細胞活性化……34

　　R-αリポ酸とαオリゴ糖によるコラーゲンの糖化抑制……34

　　レチノールによるコラーゲンの分解抑制と生成促進作用……37

　　ヒアルロン酸による皮膚弾力性維持……38

　　■タンパク質と水の関係……39

5　各種有効成分の肌への吸収……40

（1）ビタミンC誘導体……40

　　①親油性ビタミンC……40

　　②親水性ビタミンC誘導体……42

（2）環状オリゴ糖（シクロデキストリン）包接体……42

　　①γオリゴ糖包接化によるレチノールの物質安定性向上……43

　　■パルミチン酸レチノールについて……46

　　②γオリゴ糖包接化によるコエンザイムQ10の皮膚浸透性と

　　　抗酸化作用の向上……47

6　スキンケアのための科学のまとめ……50

スキンケア製品の有用性

　肌の正常な状態を乱す要因は、紫外線、乾燥、活性酸素等です。これらは毛穴のトラブルである、詰まり毛穴、黒ずみ毛穴、開き毛穴の原因です。肌がこれらの影響を受け、ホメオスタシス（恒常性）が働かなくなると、毛穴や肌には様々なトラブルが現れます。肌は荒れ始め、シミやそばかす、シワなどが顕著になり、老化速度を速めることになります。

　またいかにホメオスタシスが正常であっても、ときに肌は過酷な乾燥や紫外線にさらされて異常をきたすこともあります。そこに適正なスキンケアを行えば、ホメオスタシスは回復し、乾燥肌、シミ、シワなどの改善とともに、毛穴は理想的な状態になって、みずみずしく透明感のある美肌を取り戻すことが出来るのです。

　それでは肌のホメオスタシスとはなにか。それは角質層の水分保持能力（NMF・細胞間脂質・皮脂膜）、それこそが肌そのもののホメオスタシスといえるでしょう。

　肌は心の鏡といわれ、肌を見ることでその人の心身の状態がわかります。肌がよい状態であれば心身ともに健やかであり、肌が不快な状態であれば、心身の健康もやはり優れないということになります。

　心身のホメオスタシスのためにも肌のホメオスタシスは重要です。

　では具体的な肌のホメオスタシスを追求したスキンケア技術と毛穴とのつながりについて詳しくみていきましょう。

1 毛穴から吸収されるスキンケア成分の効能効果

　黒ずみ毛穴やシミを減少させる美白成分、開き毛穴、シワ、たるみを改善する抗酸化成分、抗糖化成分、線維芽細胞活性化成分など多くの脂溶性のスキンケア成分は、まず油の薄い膜である皮脂膜に溶け込み、その後、毛穴から毛包内に入り皮脂腺から真皮に吸収されます。

　また、一部には毛包壁を通過して表皮や真皮に到達している成分もあります。これを経皮吸収といいます。

　つまり毛穴は皮脂膜とともにスキンケア成分の吸収に大変重要な役割を担っているのです。

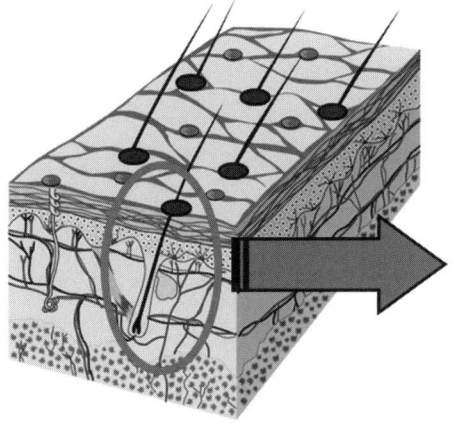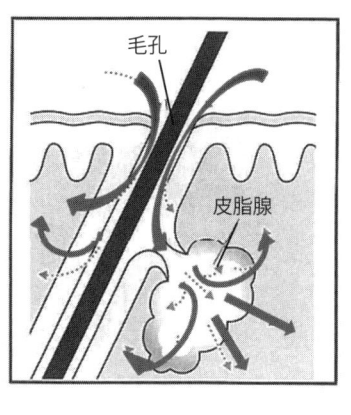

図1-1　スキンケア成分の毛穴からの吸収

　このスキンケア成分の吸収を向上させて有効性を高めるためには、先ず、皮脂膜を理想的な状態に保つことと毛穴の汚れを取り除く必要があります。

皮脂膜は、油の膜ですのでいくつかの欠点があります。まず、油脂は酸化されやすく、酸化した油脂は皮膚にとって有害です。また、油脂は汚れが付着しやすく、皮脂膜の性質を変化させることがあります。埃の中には油を吸収するものもあり、皮膚の表面を乾燥させ肌の荒れを招くこともあるのです。

　皮脂の分泌が過剰な脂性肌の場合は、特に汚れが毛穴にたまりやすく、ほこりもつきやすい状態になります。毛穴が詰まると、有効成分が吸収できなくなるばかりではなく、皮脂が皮膚上に出ることができなくなり栓となります。これが詰まり毛穴です。そしてこれがニキビのもととなるコメドといわれるもので、このコメドの中のニキビ桿菌が増殖し、炎症を起こした状態がニキビなのです。

　そのニキビケアに有効な抗ニキビ菌作用を持つ物質がマヌカハニーで、さらに、その効果を高めた素材のマヌカハニーαオリゴパウダーが最近注目されています。

　その効果の検証結果を紹介する前に蜂蜜のスキンケアについてのお話をしておきます。

　そもそも、蜂蜜は古くから創傷治癒やスキンケアの目的で利用されてきたものです。最近では、2012年にイタリアのRanzatoらの研究グループによって、その蜂蜜の持っている創傷治癒力に関する機構を解明しました。

　人には、トカゲのシッポが再生すると同じように手足が無くなると再生することはありません。しかし、皮膚の再生能力はあるのです。人の皮膚が傷つくと、傷口付近の血小板が凝集して血液が固化し止血されて、細菌の侵入を抑え、上皮細胞が傷を塞ぎ、皮膚は再生されます。これを再上皮化といいます。

Ranzatoらは蜂蜜にはその再上皮化作用のあることを明らかとしたのです。

　蜂蜜の中でも、マヌカハニーにはメチルグリオキサールという抗菌成分が含まれていることから、細菌の侵入を防ぐための抗菌力が高く、古くは原住民マオリ族の治療薬として利用されていました。そして、現在では、ニュージーランドでは創傷治癒を目的とした医薬品が開発され、世界的に販売されているのです。マヌカハニーは肌に塗ることで、医薬品分野では創傷治癒に、化粧品分野ではスキンケアに利用できることがわかっています。

　そこで、私たちは、アクネ菌（Propionibacterium acnes）に対する各種蜂蜜、そして、マヌカハニーの抗菌力をさらに高めたマヌカハニーαオリゴパウダーによる抗菌効果を検討しました。使用した菌は私たちの顔に実際に存在するニキビ菌です。液体培地にマヌカハニーαオリゴパウダー8％（マヌカハニー含有量3.6％）、各種蜂蜜(3.6%) を添加して培養し、24時間と48時間の濁度（OD）を測定しました。

　（⊿OD = OD － OD 0時間）

　その結果、いずれの蜂蜜も濁度の増加が抑制されましたが、マヌカハニーは他の蜂蜜に比べ、明らかに、アクネ菌の増殖抑制作用の高いこと、そして、αオリゴ糖と組み合わせたマヌカハニーαオリゴパウダーは群を抜いて高いアクネ菌の増殖抑制効果が観測されました。

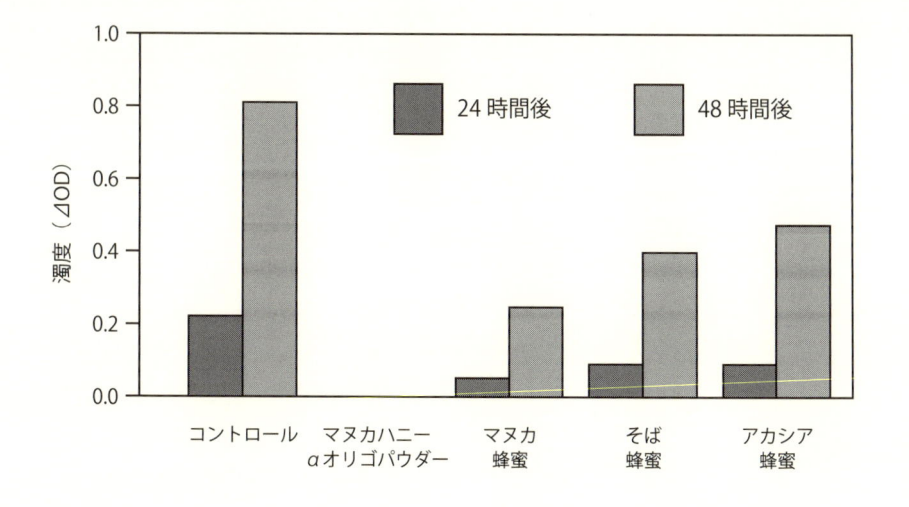

図1-2　マヌカハニーαオリゴパウダーによるアクネ菌増殖抑制作用

　尚、マヌカハニーには湿疹にも有効性が示されたことから、ニュージーランドではマヌカハニーαオリゴパウダーを用いてニキビケア用、そして、湿疹ケア用の化粧用クリームが開発され、現在、販売されています。そして、マヌカハニーのスキンケア製品はすばらしい評価を受け、2014年11月27日、米国の健康とビューティケアの優秀な発明製品を決定する実行委員会において、見事、最優秀賞の金賞を受賞しました。日本においてもマヌカハニーとαオリゴ糖が配合された泡洗顔が開発され販売されています。

　マヌカハニーαオリゴパウダーはマヌカハニー50％とαオリゴ糖を50％混合し噴霧乾燥させて作られています。原料となるαオリゴ糖は皮脂膜や毛穴から脂質酸化物や汚れをその空洞内に取り込むことによって取り除いてくれます。
　油脂酸化物や汚れを取り除いて清潔にする洗顔と、効能効果

に対するエビデンスのとれている有効成分を与えるスキンケアで、健全でみずみずしい肌は甦り、そして維持できるのです。

　つまり、不要なものは肌に負担なく取り除き、必要なものを与えて行くことで、肌のホメオスタシスは正常化し、外見的な肌のトラブルを解消することができます。

　そこで次には肌のトラブルの原因と対策について、美肌、健康な肌にとって必要な皮脂膜と有効成分の吸収に重要な皮脂を分泌する毛穴のケアを中心に肌全体をみていきます。

2　角質層のケア

（1）水分保持機能・バリア機能の維持と改善

　みずみずしく若々しい弾力に富んだ肌とは水分をたくさん保持できる肌のことです。

　今から約35億年前、私たち人類を含む地球上の生命体は海で誕生しました。そのため、私たちの体は海水中の元素の構成に似ています。海で生まれた生命体は進化とともに陸上で生活できるようになり、そして、その時から乾燥との闘いが始まったのです。

　私たちヒトは、母親の胎内で命が宿って3日目には体重の90％以上が水分であり、全身が水分で占められているといっても過言ではありません。しかし、成長するにつれ水分は減少し、出生時には水分は75％となります。この時点でも皮膚には十分な水分が含まれており、紫外線や活性酸素などの外部環境の影響は受けていないので美しい肌を保っています。一方、新生児の肌は、皮脂膜や角質がほとんどないので、外部環境に対する適応性や防御能力は低く理想的な肌とはいえません。

　その後成長につれ、さらに水分は減り続け、子供の頃には体重の70％となり、成人になると60〜65％となるように加齢とともに体は水分を失っていきます。以上のことから、若さとは『体内にいかにたくさんの水分を蓄えているか』ということになります。そして、その体内の水分を守るのが皮膚の重要な役割なのです。

（2）肌の必要水分量とモイスチャバランス

　皮膚は角質層に10 〜 20％の水分を保持し、体内の60 〜 80％の水分を守っています。この角質層の水分が10％を割ると皮膚はかさかさになりひび割れの現象を起こします。やけどなどで全身の3分の2以上の角質層が正常でなくなると生命危機の状態に陥るといわれています。その理由は体内の水分を保持できなくなり脱状態を引き起こすからです。以上から、健康的に若々しくある為には角質層の水分が十分でなければならないことが理解できると思います。

　角質層は、天然保湿因子（NMF）と脂質で水分を逃がさないようにバランスを保っています。そのことを肌のモイスチャバランスといい、NMF、脂質、水のバランスのとれた肌がみずみずしい肌なのです。

　NMFはアミノ酸（40％）、ピロリドンカルボン酸（12％）、乳酸（12％）、尿素（7％）のほか、約20種類もの物質から成り立っており、肌の水分の蒸発を防ぐと同時に外部から水分を吸収し、蓄える役目をしています。

　一方、脂質は皮質ともいいますが、皮脂腺から分泌される脂質と表皮の細胞間脂質で、スクアレン、ワックスエステル、遊離脂肪酸、セラミド、コレステロールやそのエステル類など9種類の成分から成り立っています。脂質は水分の蒸発を防ぐ、角質層の保湿に重要な働きをしています。この脂質の分泌が少ないと、水分は失われ乾燥肌になりますし、逆に多いと、肌はテカリ、脂性肌、またニキビに悩まされることになります。よって、モイスチャバランスは健全な肌にとって大変大事なものです。

（3）スキンケア化粧品によるモイスチャバランスの維持

　進化の上で自然に備わったモイスチャバランスは、加齢、病気や生理などの内的要因、紫外線や活性酸素、温度変化、乾燥などの外部環境によって往々にして崩れてしまいます。角質層の水分が10％を割るとドライスキンになり角化が十分に行われない不全角化になります。そうなると水分保持能力はさらに低下し、ますます、水分を失い悪循環に陥ることになるのです。

　そこで、その崩れかけたモイスチャバランスを修復し維持するのがスキンケア化粧品です。

　水分、保湿剤、油分のバランスをとることのできる適正に作られたスキンケア化粧品を使用すると不足分の水分は十分に補給され、NMFの不足は保湿剤で補われ、好ましいモイスチャバランスが再現されます。

（4）肌の洗浄による皮膚有害物質の除去と
　　界面活性剤からの肌の保護

　洗顔はスキンケアの基本で、まず肌を洗浄して毛穴をきれいにすることです。その洗浄に最も必要なものが"きれいな水"であり、次に、皮脂酸化物質などの有害物質を取り除く効果的な洗浄剤です。皮脂は活性酸素によって皮膚に有害な過酸化脂質に変換されます。また、皮脂にほこりや微生物が付着しても、有害性の高い物質は生成してきます。そこで洗浄料によってこれらの有害物質は必ず取り除かなければなりません。

　親油性（油に馴染む性質）の肌有害物質除去のための活性成

分として一般的に洗浄料には界面活性剤が用いられています。しかし界面活性剤には、肌や毛髪のタンパク質を変性させ肌荒れや皮膚炎の原因になる性質を持っています。合成ではなく天然物質のものであっても界面活性効果があるのであれば合成も天然も同じ問題を抱えていますので過剰な使用は避けるべきだと考えられます。最近では、そのタンパク質保護成分としてトレハロースやαオリゴ糖などの糖質やスメクタイト（層状ケイ酸塩）などを配合した肌にやさしい洗浄料が開発されています。

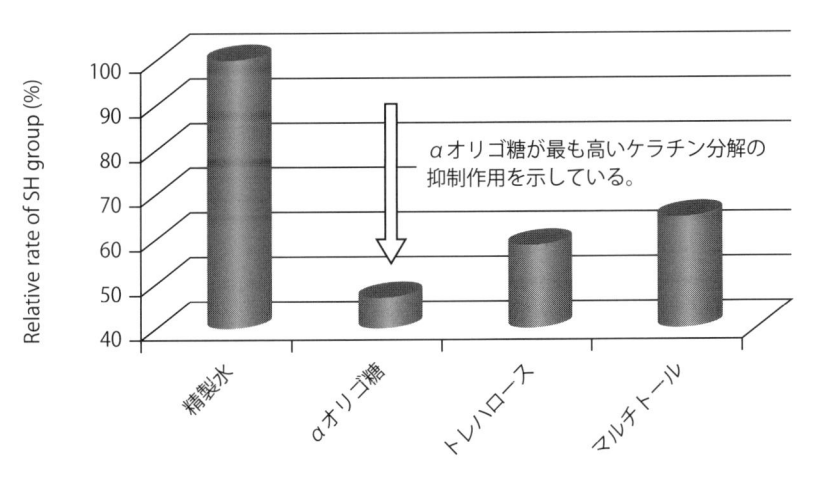

図2-1　糖質によるケラチン分解の抑制作用（SDS 1％水溶液による
　　　　ケラチン分解を100とした際の各種糖質2％添加による分解抑制作用）

図2-1に示すようにドデシル硫酸ナトリウム（SDS）1％を配合した洗浄料による肌や毛髪の主成分である含硫アミノ酸を含んだタンパク質であるケラチンの分解は、2％の糖質を配合することによって大幅に抑制できることが分かっています。このような肌を痛めないもので、尚且つ不要な物質を除去できるものを選択することが大切です。

13

（5）洗浄後のアフターケアの必要性

　洗顔で重要なことは、脂質を取り過ぎないことです。脂質は皮膚の保湿にとって大切な分泌物です。

　洗浄後3分後には洗浄前と比べて肌水分量は低下します。洗浄によって脂質が取り除かれたために起こる現象です。そのことは、入浴前後の肌水分の時間変化をみても一目瞭然です。入浴後の肌水分が入浴前より減少する理由は、洗浄料で肌の汚れを取ると同時に皮脂等の肌の保護物質も除去されてしまうからです。その結果、皮膚は裸同然の状態になり肌から水分が急速に飛んでいってしまいます。よって、水分、油分、保湿剤などは3分以内に補充するのが好ましく『洗浄後のスキンケア3分の法則』といわれています。

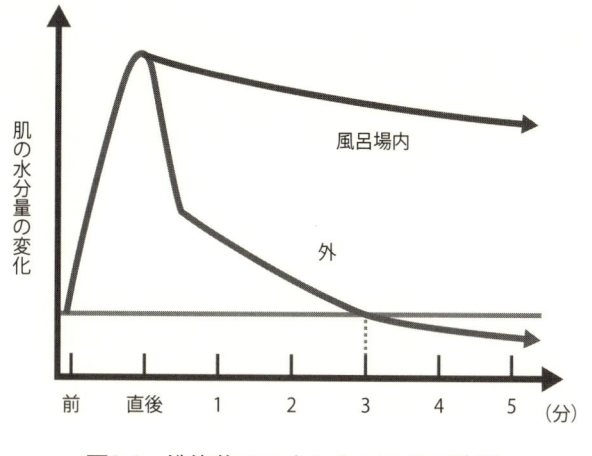

図2-2　洗浄後のスキンケア3分の法則

　モイスチャバランスのための成分を補充することで、紫外線や活性酸素など外部の悪影響から肌を保護するだけではなく、皮膚中（真皮－表皮）でNMFやヒアルロン酸などのムコ多糖

14

類といった保湿成分の生合成が活発になり、角質層―表皮の新陳代謝（ターンオーバー）が高まります。

　結果として、皮膚のホメオスタシスが保たれ、肌は正常でみずみずしく美しい状態に保つことが出来るのです。

（6）角質保湿機能の正常化

　保湿機能を高める目的では生体内水分保持に重要な働きをしているヒアルロン酸などのムコ多糖類、グリセリンなどのポリオール類、そしてアミノ酸類が使用されています。特に、ムコ多糖類の一種であるヒアルロン酸は、コンドロイチン硫酸などとともに靭帯に広く分布しており、たった1gで数100gもの水分を保持できる性質を持っています。よって、みずみずしく弾力のある肌を保つためには欠かせない物質です。

　しかしながら、ヒアルロン酸は高分子なので、そのまま食べても腸管からの吸収や肌に塗っても皮膚深部へ吸収されることはありません。また、皮膜を作りやすいため、十分な保湿機能を発揮することはできないので、そのままではすぐれた機能を発揮できません。ところが、ヒアルロン酸にグリセリンを併用すると相乗的に働き、そのシナジー効果で角質に好ましい保湿作用をもたらすことがわかってきました。この保湿作用によって角質各層が良い状態になると、その情報は表皮細胞に伝達されます。その結果、不全角化が制御され、アミノ酸の代謝も改善されます。そして、NMFの中でも保湿の主役であるピロリンドンカルボン酸が増加して、さらなる保湿力が加えられ、その好循環によって良好な肌状態が保たれることとなるのです。

（7）角質バリア機能の正常化

　角質のバリア機能に大きく関係する角質細胞間皮質（セラミド、コレステロール、脂肪酸など）はラメラ構造をとりながらバリア機能を発揮しています。角質細胞間脂質の中でも注目されている物質がセラミドです。セラミドはアトピー性皮膚炎や尋常性乾癬などの角質異常の皮膚疾患や老化によってその量が減少していきます。セラミドはセリンパルミトイルトランスフェラーゼ（SPT）が律速酵素として作用し、ナイアシンアミド（ビタミンB3）の助けを借りて合成されています。そこで、その減少していくセラミドを補う目的としてセラミド生成促進にナイアシンアミドの利用が提案されています。

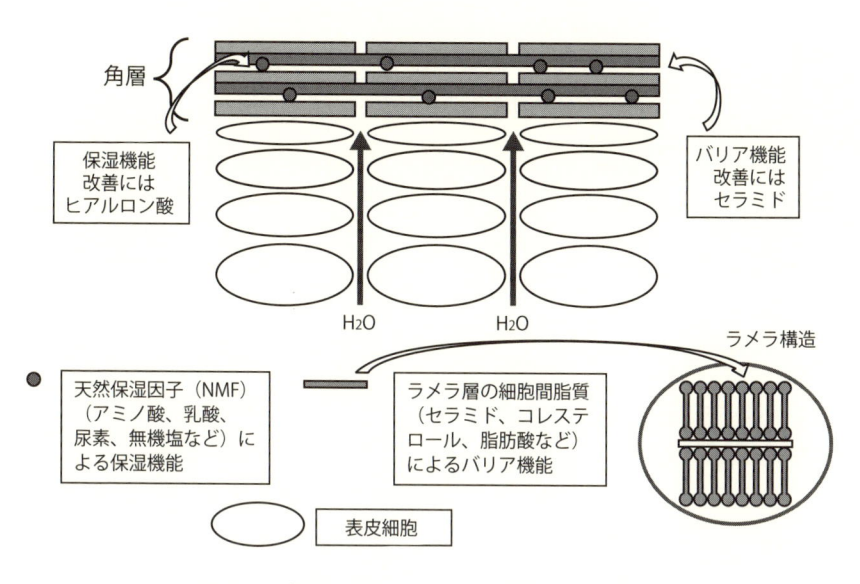

図2-3　角層におけるバリア機能と保湿機能

3 表皮のケア―美白作用
（黒ずみ毛穴の改善・シミの抑制、減少）

　ここではこれまでに知られてきた表皮のケアに有効な成分についてその効果効能と活性のメカニズムを紹介しておきます。

　肌が黒くなる原因物質であるメラニンは、アミノ酸の一種であるチロシンが、チロシナーゼ酵素によってドーパキノンに変化し、そのドーパキノンは自動的に酸化反応によってドーパクロムに変換され、さらに、幾つかの化学反応によって生成することが知られています。

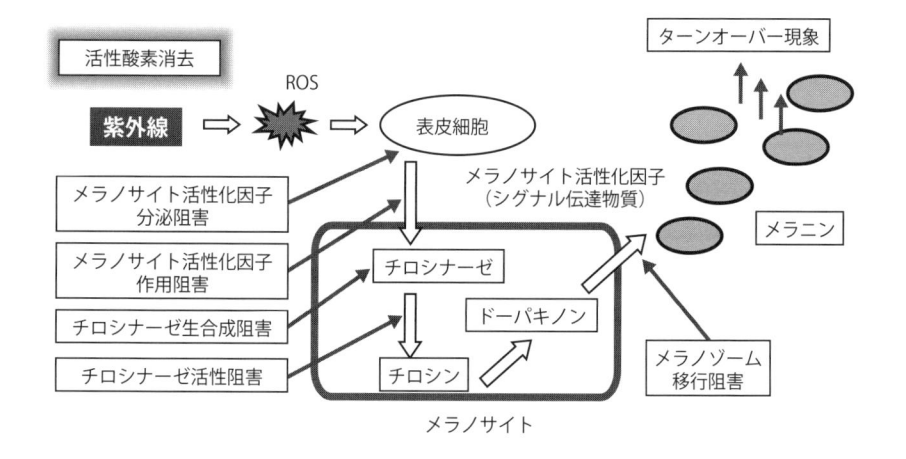

図3-1　表皮ケア有効成分によるシミ生成抑制と美白作用

　そこで、メラニンの生成を防ぐには、チロシナーゼ酵素の働きや酸化反応を抑える必要があります。チロシナーゼの酵素活性を抑制する物質としては、アルブチン、エラグ酸、コウジ酸、ルシノールといった物質が知られています。一方、酸化反応を

17

抑制する物質としては、抗酸化作用を持つ水溶性のビタミンC
や脂溶性のビタミンEがあります。これらの抗酸化物質は、ド
ーパキノンからの酸化を防ぐだけでなく、変換されてしまった
ドーパクロムをドーパキノンに戻すことができ、メラニンの生
成をくい止めることができるのです。

　そこで、美白化粧品には、チロシナーゼ酵素活性阻害物質と
抗酸化物質のどちらか、或いは、双方が配合されていて、これ
らの物質を外側から肌に浸透させて、美白肌を手に入れること
ができるのです。

　それでは、表皮のケア、特に美白作用として黒ずみ毛穴の改
善し、シミを抑制し、減少させる有効成分について新たな発見
や知見によって注目されている注目度順に紹介していきます。

真のスーパービタミンE　δ-トコトリエノール（δ-T3）

　ビタミンEが抗酸化物質であることは既述していますが、成
分としてはトコフェロール類とトコトリエノール類から成り立
っています。トコトリエノール（T3）は、トコフェロール（TP）
に比べ、40 〜 60倍の抗酸化作用を持ち、さらに、T3の中で
もδ-T3に最も高い抗酸化作用を持っています。

　公的機関では近年、抗酸化力の指標として、SOD活性に代
わり、酸素ラジカル吸収能（ORAC）が採用されてきています。
ORAC値とは、活性酸素消去能を数値化したものですが、ビタ
ミンEの8種類すべてのORAC値が比較検討されています。その
検討結果、TPに比べT3の方がORAC値は高く、T3の中でも最
も高いORAC値を示したのはδ-T3であり、酸化的障害の低減
にδ-T3が極めて有効な物質であることが確認されています。

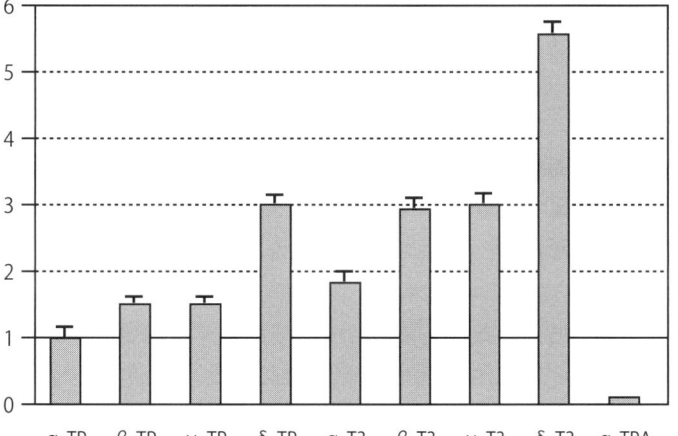

図3-2　ビタミンＥの8種の類似体のORAC評価

　δ-T3の美白効果は抗酸化作用によるものだけではありません。メラニン合成に関わるチロシナーゼ酵素の産生を抑制する効果があるのです。つまり、δ-T3を美容液として塗付するとチロシナーゼが少なくなり、メラニンを生成しにくくなるのです。

　このδ-T3のγ-オリゴ糖包接体とグリチルリチン酸K2を組み合わせて配合するとδ-T3の表皮への浸透性が向上し、更なる美白効果が期待できます。

唯一の天然由来紫外線吸収剤　フェルラ酸

　活性酸素の発生に関与する紫外線を防止することも大切です。紫外線の防御には紫外線吸収剤や紫外線散乱剤（酸化チタン）が有効です。現在、化粧品に使用されている吸収剤の中では米ぬかに含まれるフェルラ酸が唯一の天然由来の紫外線吸収剤で注目されています。

天然型のαリポ酸　R-αリポ酸

　チロシナーゼ酵素活性阻害作用と抗酸化作用の両方を持つ、最も優れた美白物質としてグルタチオンが知られています。紫外線を浴びると活性酸素が発生しますが、グルタチオンには特に毒性の強い活性酸素種の一重項酸素を消去する働きがあります。すなわち、グルタチオンは、美白作用のみならず、細胞レベルで水溶性抗酸化物質として働き、様々な危険物質から身を守るための特定の解毒作用に関わっています。

　グルタチオンは、主にホウレン草やブロッコリー、カボチャ、キュウリ、レバーなど、様々な食品に含まれており、ポリフェノールやカテキンよりも高い抗酸化力を有しています。しかし、グルタチオンは、システイン、グルタミン、そして、グリシンからなるトリペプチドですので、そのままでは吸収されません。消化酵素でアミノ酸に加水分解されて、吸収され、再び、肝臓でグルタチオンに再生成されますが、年齢とともに、このグルタチオンの生合成能は低下していきます。生体内グルタチオンの減少がシミ・そばかすの発生の原因となっています。

　グルタチオンを経口摂取しても、グルタチオンとして吸収できなく、原料のアミノ酸から生合成できないのです。そこで、鍵を握るのが、R-αリポ酸です。システイン（食品分野ではシスチン）、グルタミン、グリシンの摂取とともに、R-αリポ酸を摂取すると、R-αリポ酸がグルタチオンの生合成を助け、血清や組織のグルタチオンレベルが上昇することが証明されています。美容液の成分としてのR-αリポ酸は「ほうれい線」が消えるなどのシワ対策で注目されていますが、グルタチオン生成補助という意味で美白作用もあるのです。

ビタミンC

　最近では生体利用能を高めた誘導体であるグルコシド型ビタミンCという物質が注目されています。グルコシド型ビタミンCは吸収性や持続性、そして、安定性も高いことから、機能性食品素材としてだけでなく、ビタミンCリン酸マグネシウム誘導体とともに美白化粧品素材としても利用されています。

アルブチン

　アルブチンはコケモモ、ナシ、西洋ナシ、イチヤク草などの多くの植物に含まれる天然の美白作用を有する物質です。メラニンはメラノサイト（色素細胞）の中でチロシナーゼ酵素によって作られていますが、アルブチンはこのチロシナーゼ酵素の活性を阻害して、シミやそばかすを防ぎ、透きとおるような肌に誘導できることが知られています。

ビタミンB3

　ビタミンB3はナイアシンやナイアシンアミドとも呼ばれますが、既述のセラミド生成促進作用とともに表皮におけるドーパキノンからのメラニン生成抑制、メラノソーム移行阻害作用（美白作用）を持っています。さらに、真皮におけるコラーゲンの生成補助作用（シワ改善作用）も持っていますので、表皮と真皮の双方に有効な成分といえます。

システイン

　システインにはチロシナーゼ活性阻害作用があります。メラニンが生成される際、システインがメラニンの原料であるジヒドロキシフェニルアラニンに作用し、シミの原因となるユーメ

21

ラニン（黒褐色系）ではなく、色の薄いフェオメラニン（黄赤色系）の生成を促します。システインは含硫アミノ酸としてケラチンタンパクの原料にもなります。また、体内で作られる数多くの抗酸化物質の中でも重要な物質の一つであるグルタチオンの生合成に必要な成分でもあります。さらに、システインは、チロシナーゼの活性阻害作用を持つだけではなく、チロシナーゼ自体の生成を阻害し、皮膚の新陳代謝を促進しターンオーバーを活発にしてメラニンの排出を促す作用も持っています。

コエンザイムQ10

コエンザイムQ10は皮膚のケラチンタンパクを作るケラチノサイト（表皮細胞）を活性化します。その結果、遅くなってしまったターンオーバー速度を元に戻し、角質層と表皮を正常化できることが知られています。

ローヤルゼリー

ローヤルゼリーはビタミンCと共に用いるとコエンザイムQ10と同様にケラチノサイト（表皮細胞）活性化剤として有効です。TGF-β産生増強作用及びケラチノサイト増殖促進作用によって、皮膚の老化防止、美容と健康の維持・増進のために簡便かつ快適に利用することができます。

■人体とアミノ酸

　人体は約60％の水と約20％のタンパク質と約20％の脂質によって構成されている。
　皮膚、爪、毛、筋肉、血管などはタンパク質でできている。そして、そのタンパク質は20種類のアミノ酸が連なってできている。

筋肉タンパクに必要なアミノ酸

　筋肉タンパク質を構成している筋組織の素材として重要なアミノ酸はBCAA（分岐アミノ酸）である。自然界の多くのタンパク質にはBCAAのバリン、ロイシン、イソロイシンが１：２：１の比率で含まれている。BCAAは筋肉タンパク質の約35％を占めている。運動不足や加齢で減少してくる筋肉を増強・保持するためにはBCAAを補給する必要がある。

ケラチンタンパクに必要なアミノ酸

　皮膚、爪、毛のタンパク質（ケラチン）を構成する最も重要なアミノ酸はL－システインであり分子内に硫黄を含んでいるのが特徴である。正常な新陳代謝にはシステインが必要である。また、システインはメラニンを抑制する働きがあるため、肌にとって重要なアミノ酸である。

コラーゲンに必要なアミノ酸

　血管、臓器、軟骨、骨のホメオスタシスにおいて重要な役割を担っているタンパク質はコラーゲンである。タンパク質総量の約30％を占める。このコラーゲンタンパクを構成する重要なアミノ酸はグリシン、プロリン、ヒドロキシプロリンである。特に、ヒドロキシプロリンはその水素基の水素結合によってタンパク鎖同士を結び、３重らせん構造を保つ働きのある重要なアミノ酸である。

4 真皮のケア
——開き毛穴の改善・シワ・たるみの改善

　肌のたるみ、シワに対する問題は真皮層が関わっています。肌表面に見えているシワも実は真皮層で作られているということがわかっています。真皮の70 〜 90％はコラーゲンが占めています。コラーゲンは線維芽細胞で合成され、マトリックスメタロプロテアーゼ（MMP）という酵素で分解されています。コラーゲンの合成と分解はコントロールされていて、通常は合成と分解のバランスがとれていますが、分解が合成を上回れば、シワ、たるみ、肌老化が進行し、逆に合成が分解を上回れば、シワ、たるみ、肌老化の進行を抑えることになります。正常な大人の場合、合成量と分解量は同じでコラーゲンの総量は変わらず、ただ入れ替わりだけがおこります。肌の老化には紫外線が大きく影響しています。紫外線によってコラーゲンの３重らせん構造が崩れ肌の状態が悪くなります。

　初期のたるみは毛穴の開きから現れます。若い時は真皮のコラーゲンで毛穴を周りから支えていますが、支える力は次第に低下します。この毛穴の開きは皮脂過剰による毛穴の開きとは異なり、元に戻すには大変な努力が必要となります。たるみ毛穴の数が増えるとそのたるみ毛穴がつながるようにシワは発生します。点線に沿って紙を折り曲げるように、毛穴部分から皮膚が折れ曲がってシワになります。従って、真皮のコラーゲン生成によって毛穴周りの支えを復活させることが出来ればたるみ毛穴は解消され、シワは消失していきます。

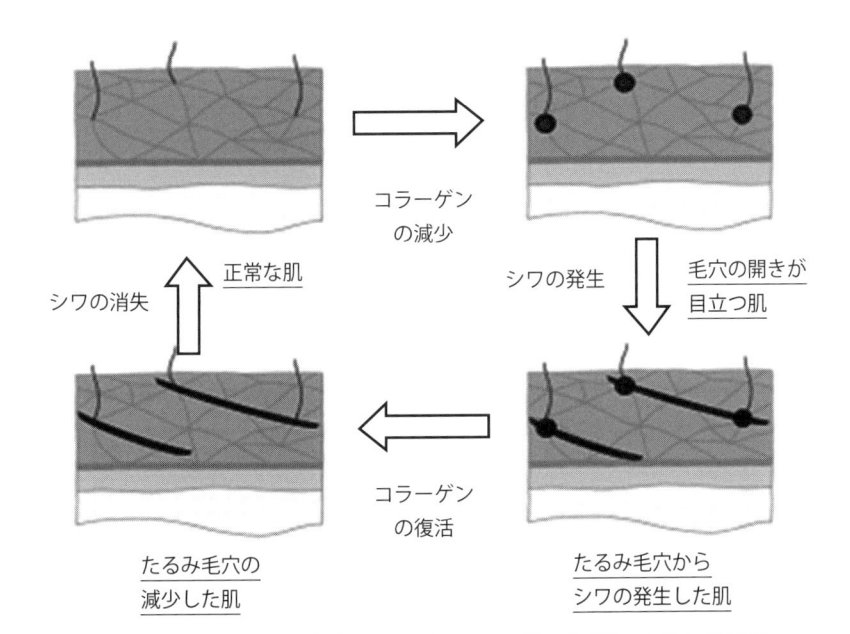

図4-1　たるみ毛穴から発生するシワとコラーゲン復活によるシワ消失

（1）色白美人のシワたるみの防御方法

　では、質問から入ります。色白美人はシワ婆さんになる確率が高いというのは本当でしょうか？　ウソでしょうか？

　実は、肌の構造を知ればこの質問の答えは簡単なのです。

　肌の構造、既に、角質層、表皮のケアについて述べましたが、一番表側にある層が角質層であり、その角質層を含めて表皮といいます。その表皮の内側にある厚い層が真皮です。

　真皮は繊維組織のかたまりのコラーゲン、そして、それをゴムで束ねる役目のような弾力性を与える線維のエラスチンで出来ています。

25

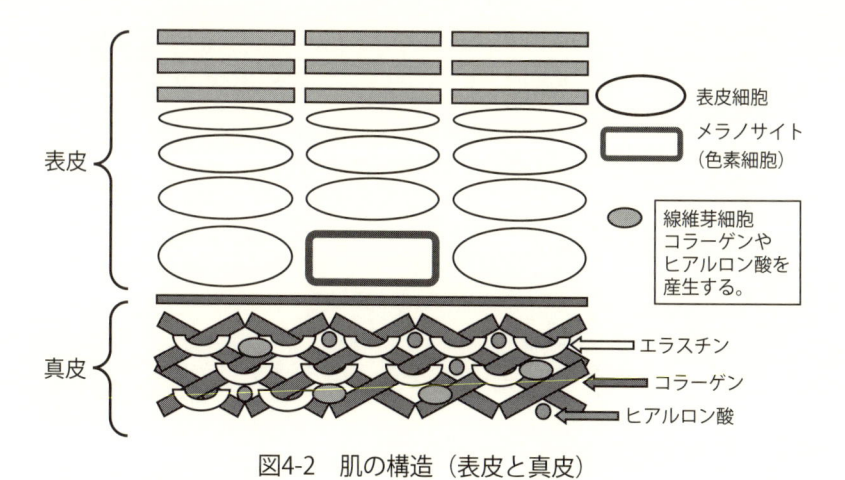

図4-2　肌の構造（表皮と真皮）

　コラーゲンもエラスチンもタンパク質線維ですので水を蓄え
られます。さらに、それらのタンパク質線維の間に、水を多量
に含むゼリー状を形成できるムコ多糖のヒアルロン酸が組織の
間を埋めるように存在しています。そういった理由で真皮は水
分をたくさん含むことが可能で、表皮の数倍の厚さを形成して
いるのです。特に、真皮の一番表側で表皮に接している乳頭層
に十分な水分があれば、皮膚の表面にハリや弾力性が生み出さ
れます。

　つまり、タンパク質線維のコラーゲンやエラスチン、ムコ多
糖のヒアルロン酸が、肌のハリや弾力性があるか、シワやたる
みが出来るか、という肌の状態を決めているのです。

　一方、色白か色黒かを決めるのは表皮です。表皮のケアの章
でも説明しましたが、表皮ではメラノサイトという色素細胞が
黒褐色のメラニン色素を作っています。この色素細胞は紫外線
を浴びた際、細胞内に存在しているチロシナーゼという酸化酵
素を活性化し、アミノ酸のチロシンを酸化させてメラニンを作
っているのです。

26

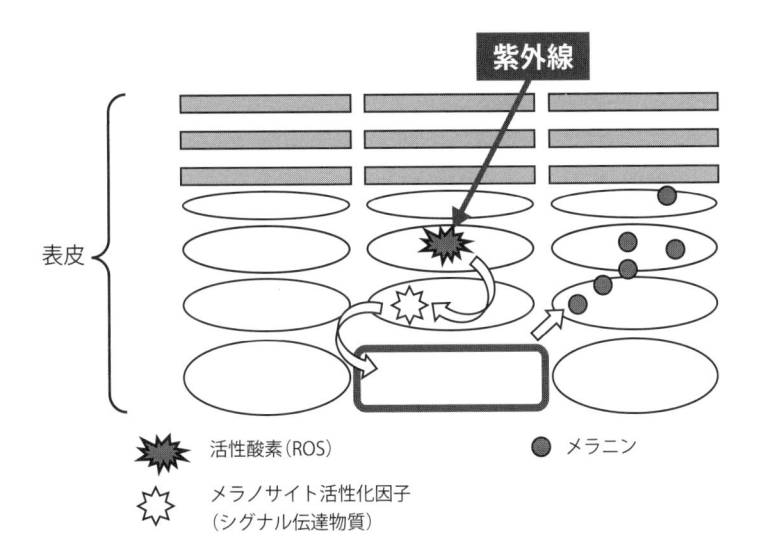

図4-3　表皮におけるメラニン生成のメカニズム

　では、二つ目の質問です。なぜ表皮ではメラニン色素を作っているのでしょうか？

　それは紫外線から肌を保護するためなのです。よって、メラニン色素で色黒の肌になっている人の方が色白の肌の人よりも紫外線のダメージを抑えることが出来るのです。たとえば、白人はメラニンが少ないので紫外線のダメージを受けやすいために皮膚がんを発症する可能性が有色人種よりも高いことが知られています。

　ここまで説明すると、最初の質問の答えが"本当"であることがわかって頂けたと思います。

　ただ、紫外線を浴びてメラニン色素で肌が黒くなっても通常は表皮細胞のターンオーバーでメラニン色素は肌の外に排出され、もとの状態に戻ります。

しかし、加齢や過剰な量の紫外線、そして、紫外線によって発生する活性酸素などによって、新陳代謝が低下し、良質な表皮細胞が減少している状態となりながらも、さらに紫外線を繰り返し浴びていると、メラニンはうまく排出されなくなります。これが、シミやそばかすが発生する理由です。

　また、そのタンパク質線維のコラーゲンやエラスチン、ムコ多糖線維のヒアルロン酸を作っているのが線維芽細胞であり、コラーゲンによる網状層の中に存在しています。

　表皮に適度な量のメラニンがないと紫外線や活性酸素は真皮まで到達し、これらの線維に影響を与えるだけでなく、線維芽細胞が減少します。その結果、真皮内のコラーゲンやエラスチン、ヒアルロン酸量も低下し、シワやたるみが発生するのです。

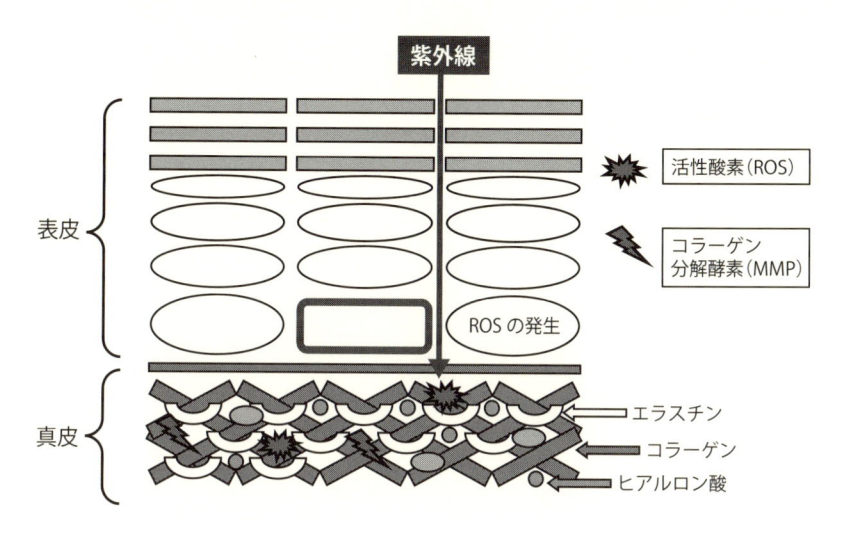

図4-4　真皮におけるシワの生成メカニズムとシワの改善

では、三つ目の質問です。色白美人はどのようにして、白い肌のまま、ハリや弾力を保てばいいのでしょうか？

最もいい方法は、紫外線を避けることです。しかし、それは日々の生活では無理なことです。

紫外線や活性酸素を防御して、ハリや弾力を保つ有力な手段が見出されています。それは、朝の外出前、紫外線吸収剤と抗酸化物質を含有する美容液を使用すること、そして、夜の就寝前に抗酸化物質と線維芽細胞を活性化できる天然物質を含有する美容液を使用することです。

まず、朝用ですが、朝、家から外出すると当然、紫外線を浴びる可能性あります。そこで、外出する前には、フェルラ酸という天然では唯一の紫外線吸収剤、メラニン生成抑制効果のある抗酸化作用を持っているδトコトリエノールやR-αリポ酸を表皮まで浸透しやすく配合した美容液の使用が美白には効果的であることが判っています。

そして、夜用ですが、夜には紫外線の影響は少ないので、紫外線吸収剤の必要はありません。夜の就寝前には線維芽細胞の活性化に有効なレチノール、CoQ10、R-αリポ酸などを真皮まで浸透しやすく配合した美容液の使用がコラーゲン産生によるシワやたるみの改善に効果的であることが判っています。

（2）毛細血管を維持してシワたるみ防御

シワたるみの原因には外側からの紫外線、そして、内側の真

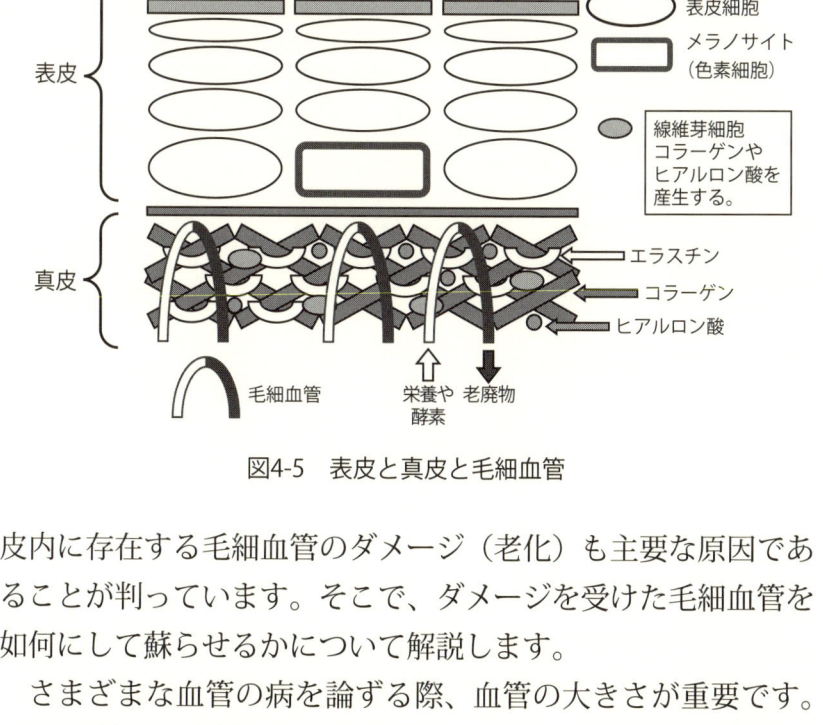

図4-5　表皮と真皮と毛細血管

皮内に存在する毛細血管のダメージ（老化）も主要な原因であ
ることが判っています。そこで、ダメージを受けた毛細血管を
如何にして蘇らせるかについて解説します。

　さまざまな血管の病を論ずる際、血管の大きさが重要です。
EDに関係する陰茎動脈の直径は1〜2mmで、脳卒中に関係す
る内頚動脈の5〜7mmや心筋梗塞に関係する心臓・冠動脈の
3〜4mmと比較すると、陰茎動脈が最も細く、EDは動脈硬化
で生じる最初の血管の病です。したがって、EDの兆候が見え
たときには動脈硬化を心配しなければなりません。

　一方、毛細血管は毛のように細い血管で、陰茎動脈よりもず
っと細く、その直径は9〜10μmです。酸素を運ぶ赤血球は8
μmですので毛細血管の中を移動できます。この毛細血管は体
の末端まで栄養や酸素を運び（**図4-5**の左側の毛細血管、動脈
の終わりの部分）、老廃物を運び出す（図4-5の右側の毛細血管、
静脈の始まりの部分）役目をしています。

30

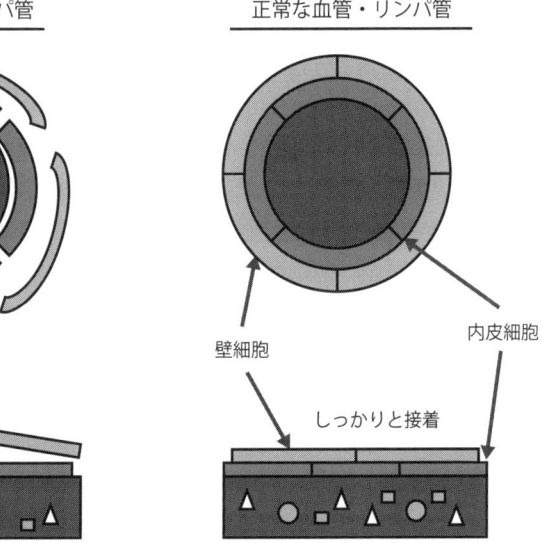

図4-6　正常な血管・リンパ管と不安定な血管・リンパ管

　老化や生活習慣の乱れ、そして、真皮内の毛細血管に関して
は紫外線や紫外線由来の活性酸素によって、血管やリンパ管の
壁細胞と内皮細胞の接着には緩みが生じ、それが原因で血管や
リンパ管の構造は不安定となることが知られています。その結
果、血管内やリンパ管内の酸素を運ぶ赤血球など血漿成分や栄
養素、そして、老廃物が血管の外に漏れ出し、血管やリンパ管
としての機能は失われていきます。（図4-6）

　血管やリンパ管の壁細胞と内皮細胞がしっかりと結びついて
いる状態が正常な血管です。正常な血管を維持するためにはヒ
トケミカルのR-αリポ酸やコエンザイムQ10が細胞内のミトコ
ンドリアで補酵素としてエネルギー産生を促し、抗酸化物質と
して活性酸素を消去する必要があります。

31

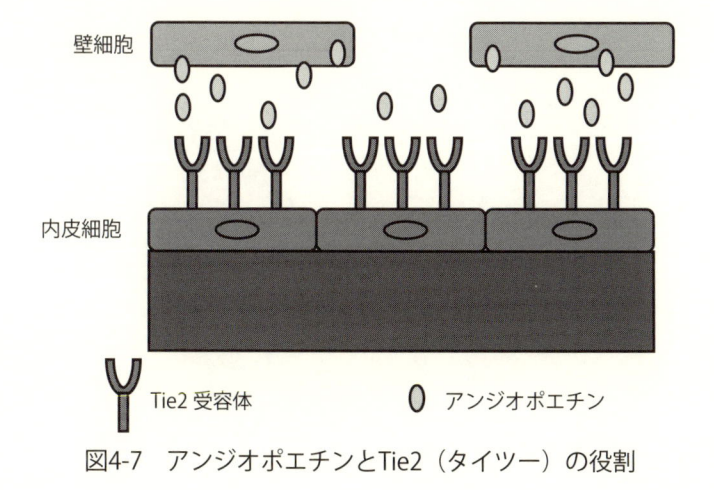

図4-7　アンジオポエチンとTie2（タイツー）の役割

　さらに、ヒトケミカルで正常な内皮細胞と壁細胞を維持すると同時に細胞同士をしっかりと結びつけるためには壁細胞が分泌するアンジオポエチンと内皮細胞のTie2受容体が必要です。アンジオポエチンは血管新生のための糖タンパクでTie2受容体に納まると細胞同士はしっかりと結びつくのです。**（図4-7）**

　真皮に存在する毛細血管の内皮細胞と壁細胞の結びつきが弱くなると、老廃物や水分が漏れ出します。そして、真皮の毛細血管はやがて減少していきます。このことを毛細血管のゴースト化と呼びます。**（図4-8）**

　毛細血管がゴースト化すると、コラーゲンやエラスチンなどのタンパク線維やヒアルロン酸などのムコ多糖を生産している線維芽細胞に酸素や栄養が届けられなくなり、線維芽細胞も減少することになります。その結果、真皮はコラーゲンやエラスチンを維持することが出来なくなり、肌にはシワやたるみが多くなっていきます。

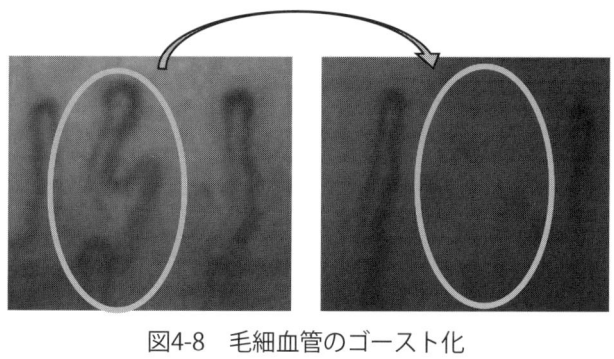

図4-8　毛細血管のゴースト化

　それを防ぐには内皮細胞と壁細胞から出来ている毛細血管を守らなければなりません。毛細血管を守るためにはアンジオポエチンを増やしてTie2受容体を活性化すればいいのですが、残念ながら壁細胞が紫外線や活性酸素で弱っているとアンジオポエチン量の増加は期待できません。

　そこで、最近ではアンジオポエチンの替わりになる幾つかのフィトケミカルが注目されています。シナモン、スターフルーツ葉抽出物、ルイボスティー、ヒハツ抽出物などにそのTie2受容体の活性化作用があることが判ってきました。（**図4-9**）

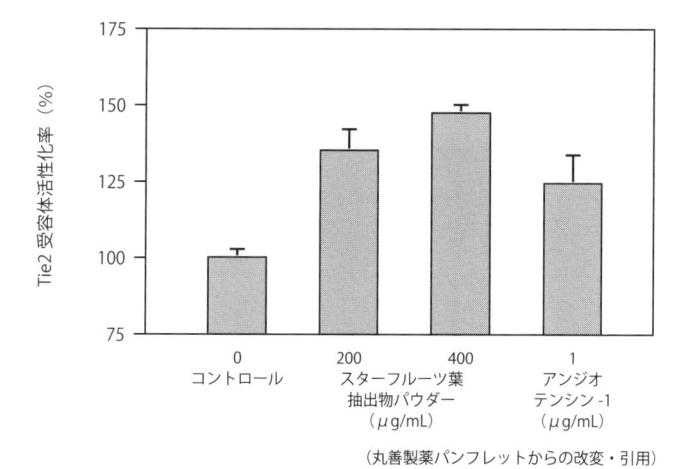

（丸善製薬パンフレットからの改変・引用）

図4-9　フィトケミカルによるTie2受容体の活性化作用

そして、このようなTie2受容体の活性化作用を持つフィトケミカルを摂取するとゴースト化していた毛細血管が再生されシワやたるみが改善されることも明らかとなりました。

　ヒトケミカルとフィトケミカルを組み合わせて効率よく血管・リンパ管の老化を防ぎましょう。スキンケアとしてシワやたるみを予防するだけでなく、アイケア、育毛、脳機能改善、ED予防、メタボリックシンドローム対策等、多くの効果効能が期待できます。

（3）シワたるみを減少させる機能性成分

コエンザイムQ10とR-αリポ酸による線維芽細胞活性化
　ヒトケミカルであるコエンザイムQ10とR-αリポ酸は細胞内のミトコンドリアにおいてブドウ糖を代謝しエネルギーを作るための重要な働きがあり、そして真皮に存在する線維芽細胞を相乗的に活性化させ、コラーゲン生成を促進する物質なのです。そういった理由で、両物質の体の内外からのサポートは大変有効です。

R-αリポ酸とαオリゴ糖によるコラーゲンの糖化抑制
　コラーゲンは体内のブドウ糖にも影響されます。ブドウ糖が過剰になるとコラーゲン線維と線維の間にブドウ糖が結合するグリケーション（糖化）という反応が起こり、コラーゲンを変性させ、肌は弾力性を失って硬くなります。また、皮膚を形成しているケラチンタンパクも過剰なブドウ糖とのグリケーションによって褐色変化し肌のくすみ（肌コゲ）が発生し、肌状態

は色調、弾力性ともに悪化していきます。糖尿病を患うと肌の弾力性が落ちる症状がみられますが、実は、このグリケーションという反応によるものなのです。

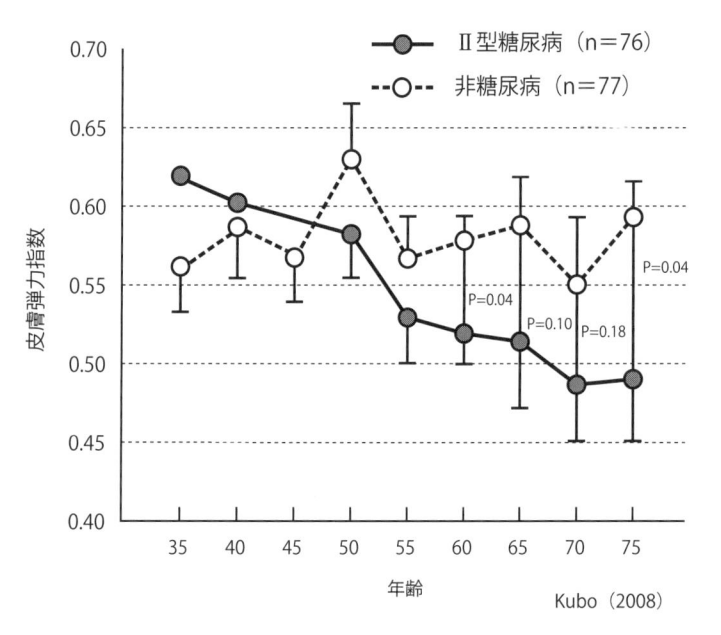

図4-10　糖化リスクと加齢に伴う皮膚弾力の変化

　糖尿病は血液中のブドウ糖が多くなった状態ですので、血糖値で判断できます。血中のブドウ糖量が過剰であれば、当然、体内のブドウ糖量も多くなり、各種タンパク質へのグリケーションによるタンパク質変性が起こってきます。白内障、加齢黄斑変性症、角膜変性などの眼の疾患は眼を形成している水晶体などタンパクのグリケーションによりタンパクが劣化して起こるものですし、血管においてもタンパクとブドウ糖からグリケーション反応で生成した物質（タンパク糖化最終産物、アドバンストグリケーションエンドプロダクツ、AGE s といいます）によってアテロームが発生し、血管が粥状化することで動脈硬

化が進行することになります。このように肌状態の悪化だけでなく身体の健康も害してしまうグリケーションを防ぐためには、体内に入ってくるブドウ糖をうまくエネルギーに変換することが重要になります。このブドウ糖のエネルギー代謝に有効な物質がR-αリポ酸です。R-αリポ酸は体内で生合成されている物質ですが年齢と共に減少していきますのでサプリメントで補う必要があります。

　現代の食生活では過剰のブドウ糖を食事で摂っていますのでαオリゴ糖などの腸管内での糖吸収を抑えることのできる食物繊維を摂取することも重要だと考えられます。食べる順番としては、αオリゴ糖から野菜・海藻（食物繊維）→肉・魚（タンパク質）→ご飯・麺・パン（炭水化物）の順で摂ることをお勧めします。食べる順番で、食後の急激な血糖上昇を防ぎ、糖化リスク（グリケーションのリスク）を防ぐことができるのです。

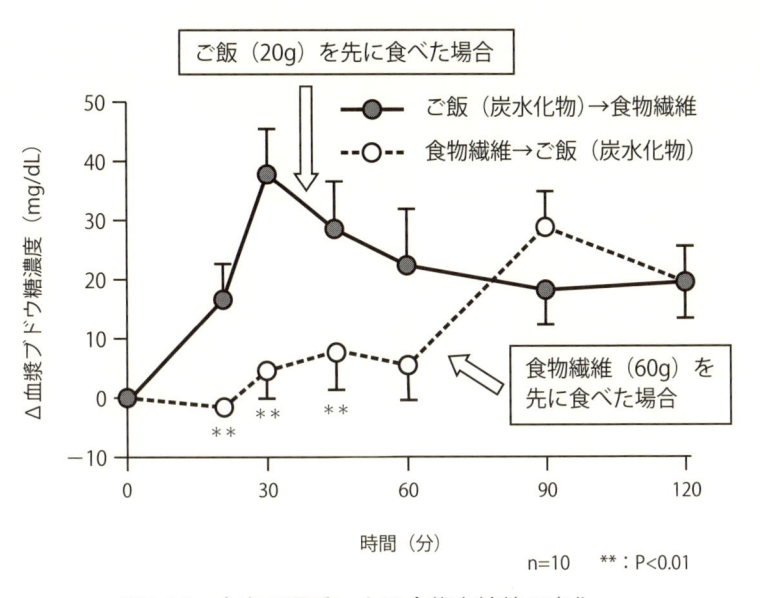

図4-11　食事の順番による食後血糖値の変化

コラーゲンと同様にコラーゲン同士を結んでいるエラスチンも肌弾力性のためには欠かすことのできないタンパク質です。エラスチンは大動脈をはじめ、皮膚、靭帯、肺、子宮、軟骨などの弾性繊維で、生体内ではコラーゲンに次いで多量に存在し、弾性機能を持っています。加齢や糖尿病によってプロテアーゼ酵素の分解能が低下することから真皮内のコラーゲンとエラスチン双方のタンパク質が変性した糖化タンパク質は分解されにくく真皮内に長期に渡り残留することになります。このような理由で糖化が皮膚のターンオーバー時間の遅延に関与していると考えられています。

　過剰なブドウ糖による糖化とともに肌にとって大敵なものが活性酸素による酸化です。紫外線にあたること、たばこを吸うこと、ストレスを受けること、そして、激しい運動をすることで発生する活性酸素は線維芽細胞に作用しコラーゲンの合成能を低下させるだけでなく、タンパクを分解する酵素（MMP）の生成を促します。その結果、コラーゲン量が減るとともに真皮の組織は崩れ、肌にはシワが発生してきます。コラーゲンをいかに補うか、減量分を補給していくことも大切なポイントです。

レチノールによるコラーゲンの分解抑制と生成促進作用

　ビタミンA（レチノール）にはMMPの生成を抑制して、コラーゲンの分解を抑え、一方でコラーゲンの生成を促しシワが改善する効果が知られています。実際、数多くの研究で、レチノールを配合した美容液を肌に塗ることによる顕著なシワ減少効果が確認されています。また、MMPの生成抑制に関してはプロポリスにもレチノールと同様な効果が示されています。

ヒアルロン酸による皮膚弾力性維持

　ヒアルロン酸も真皮において水を保持する作用だけでなく弾力性維持に貢献しているムコ多糖です。そこで、サプリメントとしてコラーゲンの原料となるコラーゲンペプチドやヒアルロン酸の原料となるグルコサミンなどの摂取が肌の弾力性を高めシワを低減させるためには有効であることが分かっています。

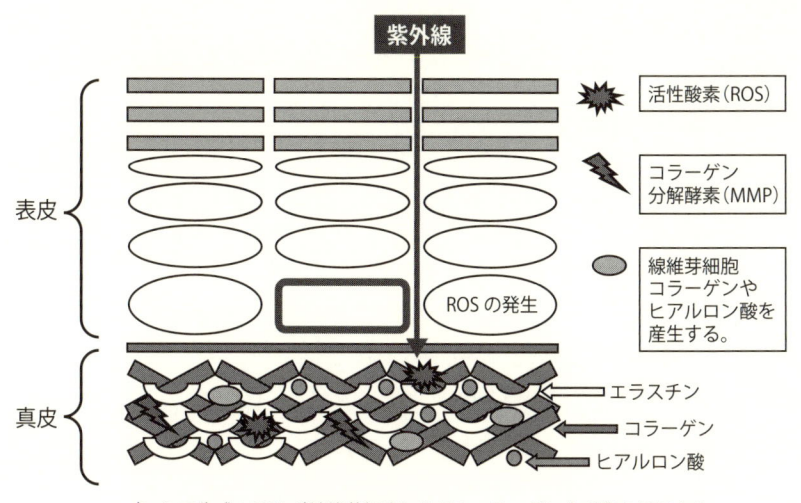

図4-12　真皮におけるシワの生成メカニズムとシワの改善

■タンパク質と水の関係

　人体を構成している成分の中で、水を除くとタンパク質が45％、脂質が35％である。

　加齢や様々な生活習慣的な要因で、このタンパク質と脂質の比率は変化し、脂質比が増えてくる。

　脂質は水をきらう為、水を蓄えられないので脂質が増えると水は減っていくことになる。一方、タンパク質は水を好むので、タンパク質を維持できれば水を蓄えることができる。

　胎児は90％が水であり脂肪はごくわずかしかないが、新生児〜子供〜成人になるにつれて脂質比が増え、水が減っていく。

　美容とはタンパク質を如何に健全に保つかということである。体内の水を保持するタンパク質を維持することでみずみずしく若々しい肌や身体を保つことができる。

・胎児…………90％

・新生児………75％

・子供…………70％

・成人…………60〜65％（40ℓ〜50ℓ）

成長とともに水分量が減る理由？

それは、脂肪の増加による
脂肪の分だけ水が少なくなるから

図4-13　体内水分量について

5 各種有効成分の肌への吸収

どのように効果的な機能性成分でも、分解変性することなく、目的の角質、表皮、真皮に確実に届かなければ意味はありません。また、分解変性した物質の中には肌に悪影響を与える物質もあります。そこで、ここでは各種機能性有用成分が効率よく肌に吸収され効果を発揮するために開発されてきた技術や製品について紹介します。

（1）ビタミンC誘導体

抗酸化ビタミンとして知られるビタミンC（アスコルビン酸）はメラニン生成抑制による美白やコラーゲン生成においてなくてはならない物質ですが、水溶性の為、皮膚の皮脂バリア透過性が低く、さらには、酸化を受けやすく不安定な物質のため、正常な形で表皮や真皮への移行は困難です。そこで、皮脂バリア透過性を改善した親油性のビタミンC誘導体や水酸基の2位の位置を置換して安定性を向上させた親水性のビタミンC誘導体が開発されています。

①親油性ビタミンC
親油性のビタミンCには、パルミチン酸型、ジパルミチン酸型、ステアリン酸型、イソパルミチン酸型、ビタミンE型といったものがあります。

イソパルミチン酸型のプロビタミンＣ（VCIP、テトラヘキシルデカン酸アスコルビルともいう）はビタミンＣの４つの水酸基すべてにイソパルミチン酸がエステル修飾され、安定性がよく、室温で液状のオイルであるため、オイルに溶けやすく肌への浸透性が高いという大きなメリットがあります。2002年には、寺島らがVCIPにも、リン酸型ビタミンＣと同様にニキビに対して効果があることを報告しています。また、VCIPの経皮吸収率は、通常のビタミンＣより優れており、生体内でビタミンＣとして活性を示すことも報告されています。具体的な効果としては、メラニン産生抑制、生体脂質の過酸化防止、コラーゲン合成の促進、皮膚癌の転移抑制効果、紫外線（UV-B）による細胞障害の防御効果、マトリクスメタロプロテアーゼMMP-２及びMMP-９の抑制効果等が報告されています。

　水溶性のビタミンＣと脂溶性のビタミンＥを結合させた構造の誘導体は複数合成されています。代表的なものとしてトコフェリルリン酸アスコルビン酸（EPC）があります。ビタミンＣのエステル化の位置により異なるEPCが合成されますが、その中で２位の水酸基とトコフェロールの水酸基がリン酸を介してエステル結合したリン酸ジエステルが既に化粧品に応用されています。その構造の持つ特殊性に由来する持続的抗酸化作用は心筋梗塞、心不全、不整脈、脳梗塞、脳卒中、腎不全などの虚血性臓器障害の予防、治療剤など医薬品としての臨床試験も進められています。また、虚血性臓器障害の他、白内障、更年期障害、抗炎症剤への応用も期待されています。

②親水性ビタミンC誘導体

　化粧品に利用されている親水性ビタミンCにはアスコルビン酸-2-リン酸Mg、アスコルビン酸-2-リン酸Na、アスコルビル-2-グルコシドなどがあります。

　ビタミンCの抗酸化活性は2位及び3位の水酸基が最も強く、従って、最も酸化されやすい部位です。そこで、2位の水酸基をエステル化するとビタミンCの安定性は飛躍的に向上できます。2位を保護した水溶性ビタミンC誘導体の中では、特に2-グリコシド配糖体（AA-2G)が注目されています。ビタミンCは水溶性のため経口摂取しても一時的に濃度が高まるだけですぐに体外に排出されますが、AA-2Gの場合は、体内でゆっくりと加水分解してビタミンCが生成しますので長時間にわたってビタミンCを高濃度に維持することができます。

（2）環状オリゴ糖（シクロデキストリン）包接体

　環状オリゴ糖（シクロデキストリン）とは、でんぷんから作られている100％天然素材です。ブドウ糖（でんぷんが最小単位まで分解されたもの）の結合の数によってその性質や働きに違いがあります。ブドウ糖が環状に連なっていて、構造的には蓋と底のないカップのような形になっています。内側が親油性、外側が親水性です。水の溶けない油分に対しても、内部に油分を取り込み、外が親水性のため水に馴染むということができます。その性質を利用すると内側のカップの中に様々な分子を取り込むことができます。これを包接といいます。そして条件に応じて中に取り込んだ分子を出すことができます。これを徐放

といいます。

　紫外線や熱に弱い、酸化しやすい不安定な物質を環状オリゴ糖に包接することで、安定させることができます。また、水に溶けにくい成分も、水に溶解させたり（可溶化という）分散化させたりできます。このように環状オリゴ糖の包接化を利用すれば、様々な成分を劣化させることなく必要な所に運ぶことができます。そこで、環状オリゴ糖はナノサイズの最も小さなカプセルと呼ばれています。ここでは、各種化粧品有効成分の環状オリゴ糖包接体を取り上げます。

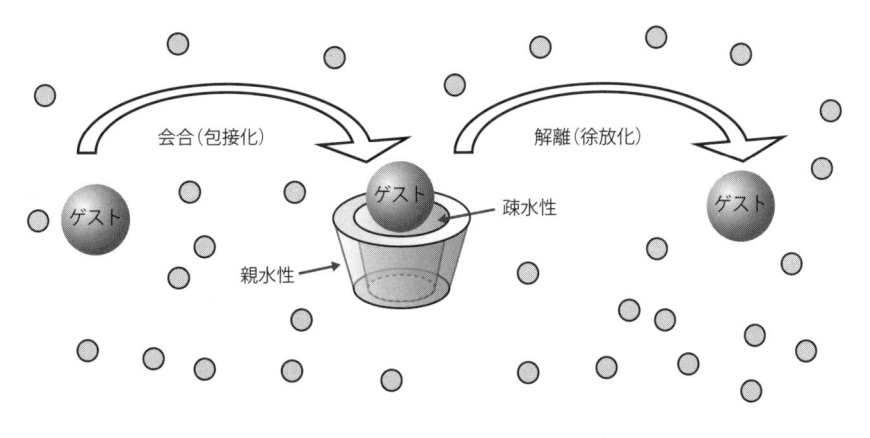

図5-1　環状オリゴ糖の包接化現象

①γオリゴ糖包接化によるレチノールの物質安定性向上

　レチノイドには線維芽細胞の活性化によるコラーゲン生成を促進させることで、シワやたるみの生成を抑制する効果や既に発生してしまっているシワやたるみを減少させる効果があります。レチノイドの中では、レチノイン酸の最も高い効果のあることが分かっていますが、炎症及び発赤のような副作用を伴うため、日本において化粧品素材として利用はできません。その

代わり、殆ど同等の効果を有しながら副作用の少ないレチノールが光損傷皮膚の治療のための効率と安全性の観点から化粧品用途では最も好ましいとされています。

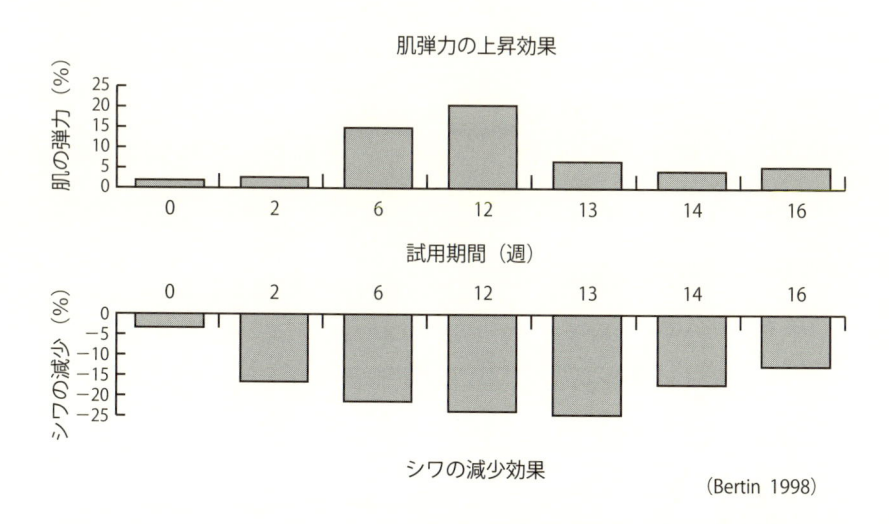

図5-2　レチノール含有クリーム塗布による肌状態変化（1日1回12週間
　　　　塗布し、その後、中断して4週間の評価）

　しかしながら、レチノールは非常に不安定な物質ですので、劣化しないように安定な状態で化粧品に配合し、肌に届けることが重要となります。そこで、リポソームや脂肪酸グリセロールなどによる各種マイクロカプセル安定化技術を施した様々なレチノール化粧品が市販されています。しかしその多くは機能性成分の中でも特に不安定なレチノールを十分に安定化することは出来ていません。市販製品のレチノール安定性を評価したところ、殆どの製品が開封後に短期間で分解していくことが判明しました。さらには、開封直後、既に分解している製品も見受けられました。その様な中、レチノールの安定化のために γ

オリゴ糖包接体が開発されました。γオリゴ糖は環状オリゴ糖の1つであり、グルコース8個で環状になったオリゴ糖です。γオリゴ糖包接化によるレチノールの安定性がこれまでのリポソームやトリグリセリド製剤と比較して飛躍的に高いことが**図5-3**に示されています。また、この包接体を配合したクリームやジェル化粧品の効能評価試験においてシワ減少効果や肌弾力性の向上が確認されています。

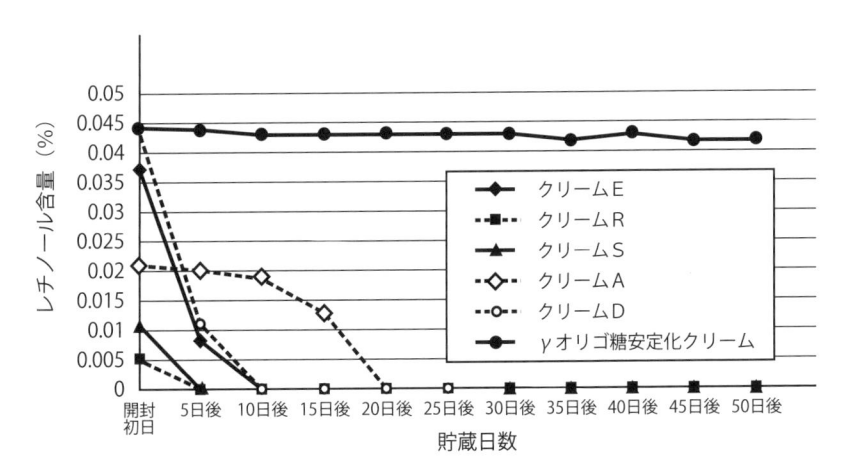

図5-3　各社化粧用クリーム中レチノールの安定性比較（紫外線照射、25℃）

■パルミチン酸レチノールについて

　不安定なレチノールを安定化させたパルミチン酸レチノールを配合した美容液が市販されています。レチノールはアルコールですが生体内で酸化され、アルデヒドのレチナールに変換され、さらに、酸化されて最も効果の高いレチノイン酸に変換されます。ところが、パルミチン酸でエステル化されたパルミチン酸レチノールは安定であるためレチノイン酸への変換が容易ではなく、その結果、シワ減少や肌弾力性向上に対する効果は極端に低下します。よって、化粧品容器に記載された成分表示はレチノールなのか、パルミチン酸レチノールなのか、確かめる必要があります。

　第一三共ヘルスケアのレチノール化粧品である『ダーマエナジー』が販売中止となりました。この化粧品を使用した方々に皮膚の炎症や肌荒れの被害が続出したためです。

　なぜレチノール化粧品で肌荒れが起きたのでしょうか？

　実は、配合されていた成分はレチノールではなくパルミチン酸レチノールだったのです。レチノールが不安定なのでパルミチン酸レチノールを使用していたのですが、当然、レチノールに比べると効果が極端に低いことから医薬部外品として大過剰に配合していました。さらに、飽和脂肪酸であるパルミチン酸が結合していますので、皮膚への浸透が高まったことも裏目に出たようです。その結果、シワ減少や肌弾力性の向上ではなく、多くの方々の肌荒れを引き起こしてしまったのです。

　レチノールとパルミチン酸レチノールは異なる成分ですので気をつけましょう。

② γオリゴ糖包接化によるコエンザイムＱ10の皮膚浸透性と抗酸化作用の向上

　コエンザイムQ10にはダメージを受けている肌を改善する作用として抗酸化作用とコラーゲン生成補助作用が知られています。しかし、日本においては化粧品に配合できるコエンザイムQ10は0.03％と配合量に制限があり、コラーゲン生成補助作用を示す配合量は0.3%であることが確かめられていますので、残念ながら現状の製剤化方法ではその効果は期待できません。そのような中、0.03％の配合量でも十分のコラーゲン生成補助作用を示す方法が開発されました。その方法がコエンザイムQ10γオリゴ糖包接体とグルチルリチン酸K2の組み合わせによるコエンザイムQ10の水溶化方法です。

　コエンザイムQ10の各種製剤を用い表皮に取り込まれる量を株式会社ジャパン・ティッシュ・エンジニアリングのヒトの表皮による3次元培養表皮モデルで調べました。

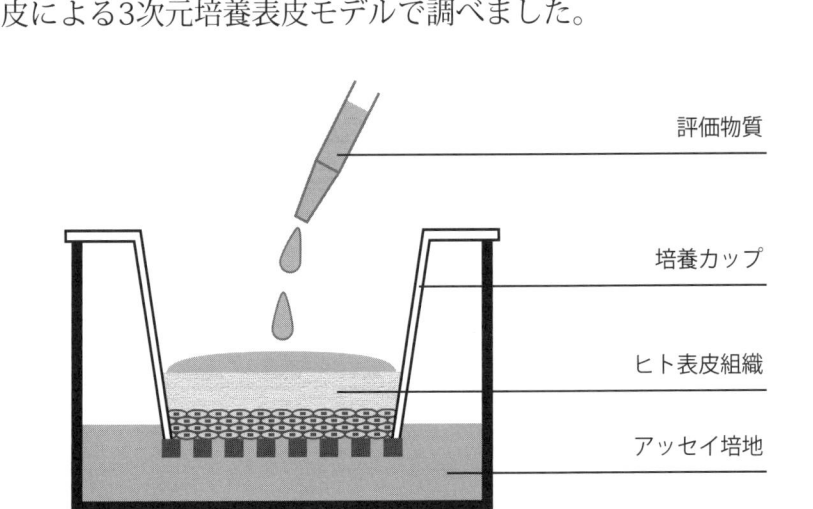

ヒト3次元培養表皮に被験物質200μLを暴露し、インキュベート(6時間)しました。その後、表皮中のコエンザイムQ10量を抽出し、LCMSにて定量しましたところ、表に示しますように、市販の医薬部外品として販売されているコエンザイムQ10が0.3％配合されているローションと比較しましてもコエンザイムQ10γオリゴ糖包接体にグリチルリチン酸K2を配合した製剤の場合は0.3％の3分の1の0.1％の配合量でありながら17倍のコエンザイムQ10の取込量であることが判ったのでした。

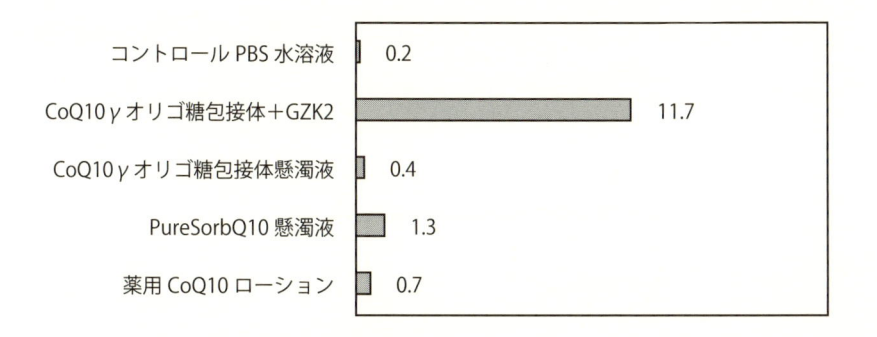

CoQ10濃度[μg/ウェル]

1	2	3	4	5
PBS［コントロール］	CoQ10γオリゴ糖包接体+GZ溶解液	CoQ10γオリゴ糖包接体懸濁液	PureSorbQ10懸濁液	薬用CoQ10ローション
CoQ10：0%	CoQ10：0.1%	CoQ10：0.1%	CoQ10：0.1%	CoQ10：0.3%

図5-4　CoQ10の表皮組織へのCoQ10取り込み量の比較

コエンザイムQ10のもう一つの重要な作用である抗酸化においては環状オリゴ糖で包接化することによって4.2倍の効果が確認されています。（**図5-5**）また、コエンザイムQ10は体内吸収性が低いためサプリメントとして摂取しても通常その効果は期待できませんが、環状オリゴ糖で包接化させることで体内吸収性を大幅に改善し、弾力性の向上やシワ改善効果など美肌作用をはじめ、疲労回復作用、肝機能改善作用、筋肉保護作用など数多くの効果が検証されています。

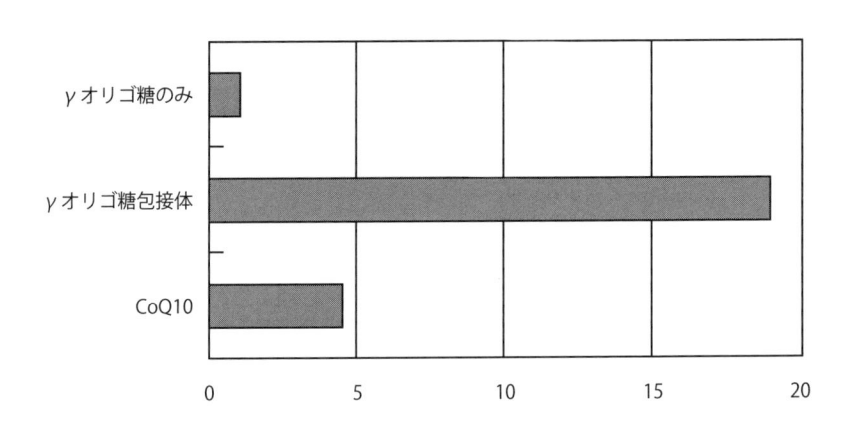

DPPH ラジカル消去活性（％）

図5-5　γオリゴ糖包接化によるCoQ10の抗酸化活性向上

6　スキンケアのための科学のまとめ

　角質層が分厚くなっていて肌表面が荒れている状態を『角質肥厚（かくしつひこう）』と言いますが、角質肥厚で角質層内に存在する天然保湿因子やセラミドが不足すると、肌表面が乾燥して硬くなり、肌本来のバリア機能も低下し、肌のターンオーバーも乱れてきます。そして、毛穴が大きくなり溝も深くなって毛穴は目立ち、汚れや酸化した皮脂が徐々に貯まっていきます。その結果、毛穴の開きが目立ってきます。また、毛穴の奥には皮脂をつくる皮脂腺があり、ここから分泌された皮脂は毛穴から皮膚表面に出てきますが、この皮脂分泌が過剰になったり、紫外線、活性酸素によって過酸化物に変化したりすると、毛穴が詰まり黒ずむことになります。また、表皮では紫外線の影響によって活性化されたメラノサイトが作り出す過剰なメラニンも毛穴を目立たせる原因となります。一方、毛穴のたるみや毛穴の形状変化は、真皮におけるコラーゲンやエラスチンの分解が生成を上回っているために起こっている問題といえます。汚れや過酸化脂質など不要なものは取り除き、良質の保湿剤、抗酸化剤、抗糖化剤、美白剤の補給、そして、コラーゲン分解を抑制する成分やコラーゲン生成を促す成分を配合したスキンケア製品やサプリメントを利用していけば多くの問題を解消することができます。市場にでている多くの商品の中から、毛穴トラブルの原因を考慮し、肌状態を改善できる方法、有効な機能性成分を分解しない安定な状態で安全に塗布、あるいは、摂取して、その機能性成分の効果を十分に発揮できるような商品を選ぶ知識をもつことが必要です。

- 過酸化皮質や汚れを除去し、良質の保湿・バリア機能材を補給する。
- 抗酸化剤、抗糖化剤、美白剤を積極的に取り入れシミ、そばかす、くすみをとる（減らす）。
- 細胞外マトリックス（コラーゲン、エラスチン、ヒアルロン酸など）を正常化し、シワ、たるみをなくす。

図6-1　ダメージを受けた肌のための三大対策

著者紹介

■寺尾啓二（てらおけいじ）プロフィール
工学博士　専門分野：有機合成化学
　シクロケムグループ（株式会社シクロケム、コサナ、シクロケムバイオ）代表
神戸大学大学院医学研究科客員教授
神戸女子大学健康福祉学部 客員教授
ラジオNIKKEI 健康ネットワーク　パーソナリティ
http://www.radionikkei.jp/kenkounet/
ブログ　まめ知識（健康編　化学編）
http://blog.livedoor.jp/cyclochem02/

1986年、京都大学大学院工学研究科博士課程修了。京都大学工学博士号取得。
専門は有機合成化学。ドイツワッカーケミー社ミュンヘン本社、ワッカーケ
ミカルズイーストアジア株式会社勤務を経て、2002年、株式会社シクロケ
ム設立。中央大学講師、東京農工大学客員教授、神戸大学大学院医学研究科
客員教授（現任）、神戸女子大学健康福祉学部 客員教授（現任）、日本シク
ロデキストリン学会理事、日本シクロデキストリン工業会副会長などを歴任。
様々な機能性食品の食品加工研究を行っており、多くの研究機関と共同研究
を実施。吸収性や熱などに対する安定性など様々な生理活性物質の問題点を
シクロデキストリンによる包接技術で解決している。

著書
『食品開発者のためのシクロデキストリン入門』日本食糧新聞社
『化粧品開発とナノテクノロジー』共著CMC出版
『シクロデキストリンの応用技術』監修・共著CMC出版
『機能性食品・サプリメント開発のための化学知識』日本食糧新聞社
　ほか多数

　　健康ライブ出版社では本書の著者寺尾啓二氏の講演、セミ
　　ナーなどの情報を随時お知らせしております。ご希望の方は
　　kenkolivepublisher@gmail.com までメールをください。